I0776748

Jeûne intermittent

Perdre 5 kg rapidement

Table des matières

Introduction

Jeûner est devenu une véritable tendance – et a visiblement des effets très positifs sur la santé. Le jeûne intermittent s'intègre particulièrement bien dans le quotidien et, selon son intensité, est une méthode plus douce que le jeûne au sens strict, tout en apportant de nombreux bienfaits. Dans les chapitres suivants, vous en apprendrez davantage sur le jeûne intermittent et la perte de poids réalisable, et vous découvrirez 20 recettes passionnantes. Vous trouverez également de nombreux conseils et astuces qui vous permettront d'entamer la démarche plus facilement.

Chapitre 1 : Le Principe

Vous avez sans doute déjà entendu parler de certaines formes de jeûne – le plus connu est le jeûne thérapeutique, au cours duquel on renonce complètement à toute nourriture solide durant une période allant de quelques jours à quelques semaines. En revanche, le jeûne intermittent – aussi appelé jeûne à intervalles – ne se concentre pas sur de longues durées de jeûne continu, mais sur un rythme d'alimentation constant intégrant des périodes de jeûne. On mange alors effectivement, mais uniquement à certains moments bien déterminés en respectant certaines périodes « sans nourriture ».

Origine

Le principe du jeûne intermittent n'est pas nouveau. Bien au contraire : son origine remonte à nos ancêtres vivant il y a plusieurs centaines d'années. Aujourd'hui, nous avons toute l'année, à toute heure du jour et de la nuit, une abondance inépuisable de nourriture à portée de main. Cette possibilité de manger sans cesse nous conduit à ne plus seulement nous rassasier, mais à nous sursaturer. Avant que l'homme ne devienne sédentaire, il était chasseur-cueilleur. Il mangeait ce qui était disponible – et il y avait donc naturellement des pauses dans son alimentation. En raison de la multiplication inquiétante du taux de surpoids et des maladies associées que nous vivons à l'époque actuelle, les scientifiques et les nutritionnistes s'intéressent de plus en plus aux modes d'alimentation de nos ancêtres. Ils ont ainsi constaté que le jeûne intermittent prévient de nombreux problèmes de santé et peut être une façon saine de perdre du poids. Dès lors, différents coachs en nutrition ont développé de nombreux régimes, parfois drastiques, basés sur le principe de jeûne intermittent. Le chapitre qui suit présente quelques une des variantes les plus pratiquées.

Variantes

- Jours de jeûne spécifiques au rythme 5:2 : Dans cette variante, on jeûne complètement (24h) 2 jours par semaine et on mange normalement les 5 jours restants. Elle convient très bien pour démarrer, car elle demande peu de planification et on peut manger sans restriction la plus grande partie de la semaine.

- Eat-Stop-Eat: Dans cette variante, on alterne 24 heures durant lesquelles on mange normalement, suivies de 24 heures de jeûne.

- Rythme 36:12 : Ici, on jeûne presque chaque jour. On mange durant 12 heures (par exemple entre 8 heures et 20 heures), puis on jeûne durant 36 heures (donc jusqu'au surlendemain à 8h).

- Rythme 16:8 : Ce rythme s'intègre particulièrement bien dans la vie quotidienne de beaucoup. Par exemple, en prenant tard le petit déjeuner (p.ex., à 10 heures) et tôt le repas du soir (dans ce cas au plus tard à 18 heures). Cette variante est pratique pour ceux qui n'ont pas forcément besoin d'un petit-déjeuner ou ont de toute manière du mal à manger quelque chose le matin.

- Rythme 20:4 : Même si certains ont fait des expériences positives avec cette variante très rigoureuse ou même ne jurent que par elle – le rythme 20:4 n'est pas recommandé sans réserve et mieux vaut ne pas le suivre sur une période prolongée. Dans cette variante, on ne s'alimente que durant un petit

laps de temps de 4 heures, suivi d'une
période de jeûne de 20 heures.

Avantages et risques

Le jeûne intermittent peut avoir de nombreux
effets positifs sur le bien-être physique et
psychique. Des périodes de jeûne régulières
déchargent le corps, en premier lieu parce
qu'il n'est ainsi plus sans cesse occupé à
s'alimenter ou à digérer. Par ailleurs, il est
particulièrement avantageux lorsque l'on
souhaite perdre du poids. Grâce aux périodes
de jeûne, le taux d'insuline reste bas durant
de longues périodes, ce qui favorise fortement
la combustion des graisses. Cela signifie donc
aussi que les intervalles de jeûnes réduisent le
risque de souffrir d'un diabète de type II. Des
études récentes ont par ailleurs montré que le
jeûne intermittent agit positivement sur
l'équilibre de l'hormone de croissance qui à
son tour favorise la croissance musculaire et
contribue à préserver la santé des os. Une
réduction de la pression sanguine et du taux
de cholestérol a également pu être observée.
Ce n'est cependant pas tout – des effets
favorables pour le psychisme ont également
été constatés : des rapports d'expérience
montrent que le jeûne agit positivement aussi
bien sur la concentration que sur l'humeur.

En comparaison avec le jeûne thérapeutique, qui doit être absolument et exclusivement effectué avec un suivi médical, la méthode du jeûne intermittent présente bien moins de risques pour la santé. Il faut toutefois garder à l'esprit que le jeûne intermittent n'est pas non plus idéal dans certaines conditions de vie. Les personnes malades et diabétiques, les femmes enceintes et allaitantes, ainsi que les enfants et les jeunes avec un poids normal devraient impérativement parler du jeûne avec leur médecin au préalable. De même, les personnes qui ont une relation conflictuelle avec la nourriture – par exemple, les personnes sujettes aux troubles alimentaires – devraient consulter un médecin avant de commencer un jeûne à intervalles.

En résumé, cela signifie : d'une manière générale, le jeûne intermittent est sain et absolument recommandable. Mené raisonnablement, il peut apporter de nombreux bienfaits et avoir une influence positive durable sur la santé. Certains groupes de personnes à risque ne devraient cependant pas entamer un jeûne intermittent de leur propre chef sans consulter un professionnel au préalable.

Chapitre 2 : Les premières étapes

Une fois que vous avez pris la décision de faire l'expérience du jeûne thérapeutique, la première étape est la préparation. Car simplement « se jeter à l'eau » mène dans la plupart des cas à un échec. Ce chapitre vous éclairera sur les éléments à prendre en compte, afin que votre jeûne soit un succès.

L'objectif

Tout d'abord, il est important de savoir précisément ce que vous souhaitez atteindre par le jeûne intermittent. Souhaitez-vous changer votre alimentation durablement ? Ou est-ce que vous envisagez le jeûne plutôt comme une expérience assez courte pour perdre un peu de poids ? Réfléchissez à votre engagement envers vous-même et à ce que le jeûne devrait vous apporter pour que vous le ressentiez comme une réussite personnelle. Par exemple, un objectif peut être de perdre 5 kilos. Notez cet objectif par écrit et formulez si nécessaire de petits objectifs intermédiaires. Vous pouvez également noter la période approximative durant laquelle vous souhaitez atteindre votre objectif. Veillez toutefois à ce qu'elle soit réaliste. En effet, des objectifs trop ambitieux n'entraînent généralement au final que de la démotivation et de la frustration

Trouvez votre rythme

Dans le chapitre 1, vous avez déjà découvert plusieurs rythmes. Vous seul pouvez déterminer celui qui vous convient le mieux – éventuellement en collaboration avec votre médecin. Les points suivants peuvent vous aider dans votre décision :

- Avez-vous déjà de l'expérience avec le jeûne ? Si vous connaissez déjà le principe du jeûne et que vous savez que respecter des périodes de jeûne ne vous est pas difficile, vous pouvez démarrer plus rapidement et certainement choisir dès le début un des rythmes les plus rigoureux. En revanche, s'il s'agit de votre première expérience du jeûne, il est sans doute plus raisonnable de commencer avec un jour de jeûne par semaine ou de choisir un rythme assez souple.

- À quoi ressemble votre vie quotidienne ? Quelle est votre charge de travail durant la journée ? Selon votre quotidien et vos préférences personnelles, différents rythmes s'offrent à vous.

• Quel est le repas auquel vous pouvez renoncer le plus facilement ? Avez-vous l'habitude de prendre tranquillement votre petit-déjeuner le matin et vous en avez besoin pour bien démarrer la journée ? Ou alors vous ne pouvez pas résister à l'envie de grignoter le soir devant la télévision ? Une certaine « renonciation » va naturellement de pair avec le jeûne à intervalles. Quand et à quels repas vous souhaitez renoncer est cependant votre propre décision et vous pouvez ainsi opter pour une forme plus rigoureuse ou plus modérée.

Sport

Une activité physique régulière fait naturellement partie d'un mode de vie sain. Bien entendu, tout type de sport peut également contribuer à la perte de poids. Au contraire du jeûne thérapeutique, faire du sport pendant le jeûne intermittent n'est pas un problème, que ce soit pendant les périodes de jeûne ou pendant les périodes d'alimentation. L'avantage d'un entraînement « l'estomac vide » est évident : le corps puise directement dans les réserves d'énergie stockées, plutôt que dans celles de la nourriture ingérée et, par conséquent, les capitons fondent. Quand et dans quelle mesure il est opportun pour vous d'intégrer une activité physique dépend de votre propre condition physique. Si vous étiez jusqu'à maintenant plutôt de type « Couchpotato » et n'avez rarement ou jamais fait de sport, vous atteindrez rapidement vos limites avec un entraînement intense l'estomac vide. Dans ce cas, il est sans doute préférable de faire une promenade d'un bon pas entre les repas. La règle : un peu d'effort est bénéfique, un effort excessif est en revanche destructif. Que vous soyez rassasié ou à jeun, que vous fassiez du jogging, du vélo ou un entraînement à la salle de sport – ça ne doit pas être un calvaire, sinon vous renoncerez rapidement.

Alimentation

Hormis le respect des périodes de jeûne, il est important de veiller à avoir une alimentation équilibrée. Vous ne devriez ni manger trop peu – car le corps a besoin de nutriment – ni utiliser les périodes d'alimentation pour

« faire des réserves » pour les temps de jeûne. Au final, une perte de poids n'est possible que si le bilan calorique est satisfait. Concrètement, cela signifie que vous devez consommer moins de calories que ce que votre corps utilise. Il ne sert donc à rien de jeûner pendant 16 heures, puis de manger tout ce qui vous tombe sous la main les 8 heures suivantes. Cependant, cela ne veut pas dire que vous devez à partir de maintenant compter scrupuleusement chaque calorie. Vous pouvez toutefois noter pendant quelques temps combien de calories vous consommez approximativement, afin de vous faire une idée générale et décider en fonction de manger moins ou davantage. Un mode d'alimentation volontairement faible en glucides est un bon complément au jeûne intermittent. En effet, une nourriture riche en glucides fait monter le taux d'insuline, ce qui, entre autres, favorise les fringales. Les protéines, en revanche, rassasient bien plus longtemps. Si vous ne souhaitez pas renoncer au pain, pâtes, etc., choisissez toujours les produits à base de céréales complètes. Dans les chapitres suivants, vous découvrirez des suggestions de recettes simples et délicieuses de plats principaux et de repas plus légers qui conviennent à une alimentation faible en glucides. Les quantités indiquées correspondent toujours, sauf indication contraire, à une portion.

Chapitre 3 : Recettes – Plats principaux

Poulet au curry et légumes colorés

Vous avez besoin de :

- 150 g de filet de poulet
- 1 - 2 carottes
- 100 g de brocoli
- 5 tomates cherry
- 1/2 oignon rouge
- 2 cuil. à soupe de crème fraîche
- 1 cuil. à soupe d'ajvar
- Un peu de lait
- 1 cuil. à café de beurre
- 1 cuil. à café de curry en poudre
- sel et poivre

Préparation :

Chauffez de l'eau salée dans une petite casserole. Pelez les carottes et coupez-les en bâtonnets. Lavez le brocoli, détaillez-le en bouquets individuels et placez-le avec les carottes dans la casserole. Pendant que les légumes cuisent, chauffez un peu de beurre dans une poêle, hachez finement l'oignon et

dorez-le brièvement. Coupez le filet de poulet
en morceaux et grillez-le également dans la
poêle. Coupez les tomates cherry en deux et
égouttez soigneusement les légumes, puis
ajoutez le tout au poulet dans la poêle. Pour
terminer, ajoutez la crème fraîche, l'ajvar et
un peu de lait. Assaisonnez abondamment de
curry, salez et poivrez.

Douce poêlée de couscous aux œufs

Vous avez besoin de :

- 50 g de semoule de couscous
- 1 grosse tomate
- 1/2 courgette
- 1/2 oignon rouge
- 50 g de pois chiche en boîte
- 2 cuil. à soupe de crème liquide
- 1 œuf
- 1 cuil. à café de paprika en poudre
- 1/2 cuil. à café
- sel et poivre

Préparation :

Faites cuire la semoule de couscous dans une
petite casserole avec de l'eau salée et coupez
en attendant les légumes en petits dés.
Hachez finement l'oignon. Chauffez un peu

d'huile dans une poêle et faites cuire l'oignon et les dés de légumes, assaisonnés d'un peu de sel et de poivre. Égouttez la semoule de couscous et ajoutez-le aux légumes, ainsi que les pois chiches. Laissez cuire le tout pendant quelques minutes en remuant de temps en temps. Mélangez la crème, le paprika en poudre, le jaune et le blanc d'œuf dans un petit saladier, puis répartissez uniformément le mélange sur les légumes et le couscous et laissez cuire encore 5 minutes. Pour terminer, assaisonnez de sel et de poivre.

Poêlée de crevettes aux asperges vertes

Vous avez besoin de :

- 200 g d'asperges vertes
- 5 tomates cherry
- 75 g de crevettes (congelées)
- 75 ml de bouillon de légumes
- 1 cuil. à soupe de sauce soja
- 1/4 de piment
- 1 cuil. à soupe d'huile
- 1 cuil. à café de jus de citron
- sel et poivre

Préparation :

Lavez et pelez les asperges et découpez-les en morceaux. Chauffez l'huile dans une poêle, ajoutez les asperges et le bouillon de légume et laissez mijoter les asperges 8 à 10 minutes. Lavez et coupez les tomates en deux, coupez le piment en fines rondelles. Rincez les crevettes, décortiquez-les si nécessaire et ajoutez les avec le piment et les tomates dans la poêle. Pour terminer, assaisonnez de sauce soja, jus de citron, sel et poivre.

Gratin d'épinards au cottage cheese

Vous avez besoin de :

- 200 g de cottage cheese
- 100 g de jeunes pousses d'épinards
- 1 grosse tomate
- 2 gros champignons
- 1 œuf
- 1/2 oignon
- 1/2 gousse d'ail
- 1 cuil. à café de beurre
- 1 cuil. à café de mélange de fines herbes (p.ex., herbes de Provence ou autres)
- Poivre et sel

Préparation :

Préchauffez le four à 180 °C à chaleur tournante. Videz le cottage cheese hors du gobelet et mélangez-le soigneusement avec l'œuf. Assaisonnez de fines herbes, de sel et de poivre. Gardez à l'esprit que le cottage cheese a déjà de lui-même une note salée et ajoutez le sel avec parcimonie. Lavez les légumes et coupez les champignons et la tomate en dés. Hachez finement l'oignon et la gousse d'ail et mélangez-les au cottage cheese. Ajoutez ensuite les épinards et les dés de légumes et mélangez le tout. Pour terminer, versez le mélange dans un plat à gratin beurré et enfournez pendant 30 minutes.

Savoureux muffins aux légumes

Ingrédients (pour environ 6 muffins) :

- 3 œufs
- 50 g de gouda râpé
- 25 g de farine d'amande
- 1/2 oignon rouge
- 100 g de feuilles d'épinards
- 50 g de pois chiches en boîte
- 1 tomate moyenne

- 1/2 poivron rouge
- 2 gros champignons
- 1 cuil. à café de beurre
- 1/2 cuil. à café de paprika en poudre
- Origan
- sel et poivre

Préparation :

Préchauffez le four à 180 °C à chaleur supérieure/inférieure. Lavez les épinards et coupez le reste des légumes en petits dés. Hachez l'oignon et dorez-le dans une poêle avec un peu de beurre, avant d'ajouter les dés de légumes et les épinards. Assaisonnez de paprika en poudre, origan, sel et poivre. Battez les œufs et mélangez-les au gouda et à la farine d'amande. Ajoutez ce mélange dans la poêle, mélangez le tout et versez la préparation dans les moules à muffins. Enfournez pendant 30 minutes et vos muffins riches en légumes sont terminés. Astuce : laissez-les un peu refroidir avant de les sortir délicatement des moules.

Poêlée de chou-fleur épicée

Vous avez besoin de :

- 1/2 chou-fleur

- 5 tomates cherry
- 50 g de lard en dés
- 50 g de fromage de chèvre
- 1/2 oignon rouge
- 1/2 gousse d'ail
- 2 cuil. à soupe d'ajvar
- 1 cuil. à soupe de crème fraîche
- 1 cuil. à soupe d'huile
- 1 cuil. à café de piment en poudre
- sel et poivre

Préparation :

Lavez le chou-fleur, détaillez-le grossièrement en rosettes et mixez-le en petits flocons. Coupez les tomates en deux. Hachez finement l'oignon et la gousse d'ail et dorez-les avec les dés de lard dans une poêle avec un peu d'huile. Ajoutez les tomates et le chou-fleur et laissez cuire en remuant régulièrement, jusqu'à ce que le chou-fleur prenne une couleur dorée. Émiettez le fromage de chèvre dans la poêle, ajoutez en mélangeant l'ajvar et la crème fraîche et assaisonnez de piment en poudre, sel et poivre.

Pot-au-feu coloré à la viande hachée

Vous avez besoin de :

- 125 g de viande hachée
- 1/2 poivron
- 1 tomate
- 1/2 oignon
- 25 g de poireau
- 50 g de navet
- 1 carotte
- 1/2 gousse d'ail
- 2 cuil. à soupe de persil
- 150 ml de bouillon de légumes
- 1 cuil. à café de fromage frais
- 1 cuil. à café d'huile
- sel et poivre

Préparation :

Hachez finement l'oignon et la gousse d'ail et coupez le poireau en fines rondelles. Pelez le navet et la carotte et coupez-les, ainsi que la tomate et le poivron, en morceaux pas trop grands. Chauffez un peu d'huile dans une poêle et grillez les oignons, l'ail et la viande hachée assaisonnée de sel et de poivre. Ajoutez le poivron, la carotte, le navet, la tomate et le poireau et laissez cuire en remuant régulièrement pendant 5 à 7 minutes. Réduisez la température et arrosez le tout de bouillon de légumes. Laissez mijoter quelques minutes, ajoutez un peu de fromage frais et garnissez de persil pour terminer. Salez et poivrez.

Gratin sucré au séré, pommes et abricots

Vous avez besoin de :

- 100 g de fromage frais en grains (cottage cheese)
- 100 g de séré maigre
- 1 œuf
- 1/2 paquet de pudding en poudre (vanille)
- 1 cuil. à café de cacao en poudre
- 2 cuil. à café de sucre (ou substitut)
- 1 abricot
- 1/2 pomme

Préparation :

Préchauffez le four à 190 °C à chaleur supérieure/inférieure. Mélangez au fouet électrique le fromage frais, le séré et l'œuf pour obtenir une masse lisse. Ajoutez le pudding en poudre, le cacao en poudre et le (substitut de) sucre, mélangez le tout vigoureusement et versez la masse dans un moule pour le four. Lavez les fruits et retirez les noyaux, coupez les abricots en quatre et la pomme en dés. Répartissez les morceaux de fruits dans la masse et enfournez pendant 30

minutes. Laissez refroidir 15 à 20 minutes –
terminé !

Crêpes à la crème de grenade et banane

Vous avez besoin de :

Pour les crêpes

- 2 œufs
- 50 g de noisettes moulues
- 50 g de farine d'amandes
- 3 cuil. à soupe de protéines en poudre (goût neutre ou vanille)
- Un peu de lait
- 1/2 cuil. à café de cannelle
- 1 cuil. à café de sucre (ou substitut)
- 1 cuil. à café de beurre

Pour la crème :

- 150 g de séré
- 75 g de graines de grenade
- 1/2 banane mûre
- vanille naturelle

Préparation :

Mélangez au fouet électrique les œufs, les noisettes, la farine d'amandes, les protéines en poudre, le (substitut de) sucre, la cannelle et une bonne quantité de lait, jusqu'à obtention d'une pâte lisse et pas trop épaisse. Ajoutez selon la consistance encore un peu de lait et placez au frais 15 minutes. Entretemps, vous pouvez déjà préparer la crème. Réduisez la banane en purée avec un peu de vanille naturelle et mélangez la purée avec le séré. Incorporez ensuite les graines de grenade. Faites cuire la pâte par portion dans une poêle avec un peu de beurre, jusqu'à ce que les crêpes soient dorées des deux côtés. Tartinez-les de crème fruitée et fraîche pendant qu'elles sont encore chaudes.

Pommes farcies au four

Vous avez besoin de :

- 2 pommes
- 150 g de séré
- 1 cuil. à soupe de miel
- 1 cuil. à soupe de jus de citron
- 4-5 noix

- 2 cuil. à soupe d'amandes effilées
- 1 cuil. à café de cannelle
- 1 cuil. à café de beurre

Préparation :

Préchauffez le four à 180 °C à chaleur tournante. Lavez les pommes et retirez le trognon. Graissez un petit moule à gratin avec un peu de beurre, placez les pommes dedans et enfournez environ 20 minutes. Pendant que les pommes cuisent, préparez la farce. Mélangez le séré avec le jus de citron, la cannelle et le miel. Cassez les noix en petits morceaux et ajoutez-les. Chauffez une poêle sans graisse et grillez les amandes effilées, jusqu'à ce que le contour soit doré. Remplissez le creux des pommes, une fois cuites, avec une partie du mélange de séré. Déposez le reste à côté et garnissez le tout d'amandes effilées.

Chapitre 4 : Recettes – Repas légers

"Mix and Match" Basic Green Smoothie

Vous avez besoin de :

- 2 à 3 poignées d'épinard / chou vert / mâche
- 1/3 de concombre
- 1/2 avocat (facultatif)
- 1 pomme / 1 poire / 1 banane
- Le jus d'1/2 citron vert
- 1 cuil. à soupe de feuilles de menthe fraîches (facultatif)
- 1 cuil. à café de graines de chia / graines de lin (facultatif)
- 100 ml de lait / lait de coco / lait d'amande
- 300 ml d'eau

Préparation :
Lavez et si nécessaire pelez et dénoyautez les fruits et les légumes, puis mixez-les ensemble avec le lait et l'eau jusqu'à obtention d'un liquide lisse. Ajoutez le jus de citron vert et selon vos envies les graines et les feuilles de

menthe, mélangez encore une fois le tout et réjouissez-vous de pouvoir déguster un smoothie vert frais et sain. Astuce : Variez les ingrédients et testez différentes associations pour trouver vos favorites. La consistance peut être ajustée en utilisant un peu plus ou un peu moins d'eau.

Yaourt au citron – Bombe vitaminée

Vous avez besoin de :

- 200 g de yaourt nature
- 1/2 pamplemousse
- 1 poignée de raisin
- 1 cuil. à soupe de jus de citron
- un peu de vanille naturelle (pas de sucre vanillé !)
- en option : un peu de sucre ou de substitut de sucre (p.ex., stévia ou Xucker)

Préparation :

Mélangez le yaourt nature avec le jus de citron et un peu de vanille et, en option, le (substitut de). Pelez le pamplemousse, retirez la peau et coupez-le en petits morceaux. Lavez et coupez en deux les raisins, puis mélangez les fruits avec le yaourt.

Verrine de baies aux graines

Vous avez besoin de :

- 150 g de séré (non sucré)
- 100 g de framboises
- 50 g de mûres
- 50 g de fraises
- 1 cuil. à café de graines de lin
- 1 cuil. à soupe d'amandes entières
- un peu de vanille naturelle
- en option : un peu de sucre ou substitut de sucre

Préparation :

Réduisez les framboise en purée, ajoutez un peu de vanille et mélangez la purée avec le séré et, en option, un peu de (substitut de) sucre. Lavez les baies restantes et coupez les fraises en quatre. Dans un verre ou un gobelet adéquat, déposez en alternance une couche de séré aux framboises et une couche de baies fraîches. Pour terminer, garnir le tout de graines de lin et d'amandes.

Pudding Chia-Power

Vous avez besoin de :

- 100 ml de lait
- 50 ml de lait de coco
- 2 cuil. à café de protéines en poudre (goût neutre)
- 1 cuil. à soupe de cacao en poudre
- 25 g de graines de chia
- vanille naturelle
- un peu de sucre (ou substitut)

Préparation :

Mixez ensemble le lait, le lait de coco, les protéines en poudre, le cacao en poudre, la vanille et le (substitut) de sucre, puis incorporez les graines de chia avec une cuillère. Versez le fluide dans un saladier et placez-le 20 à 30 minutes dans le réfrigérateur. Pendant cette période, le mélange va prendre la consistance d'un pudding grâce aux graines de chia – vous obtenez ainsi une option saine pour satisfaire une petite envie de sucré.

Crème légère façon cheesecake aux groseilles

Vous avez besoin de :

- 125 ml de lait
- 100 g de séré maigre
- 50 g de fromage frais
- 1/4 paquet de pudding en poudre (vanille)
- 1-2 cuil. à café de sucre (ou substitut)
- 50 g de groseilles fraîches

Préparation :

Mélangez d'abord le séré maigre et le fromage frais et lavez les groseilles. Délayez le pudding en poudre dans un peu de lait froid. Versez le reste du lait dans une petite casserole et portez à ébullition. Ajoutez en remuant constamment le pudding en poudre délayé et le (substitut de) sucre. Retirez ensuite la casserole du feu et incorporez le mélange de séré et fromage frais. Pour terminer, ajoutez les groseilles, mettre la masse dans un récipient et placez au frais pendant 20 minutes.

Glace rapide banane-framboises

Vous avez besoin de :

- 1 banane
- 75 g de framboises
- 1 cuil. à café de sucre (ou substitut)
- 50 - 100 ml de lait
- 1 cuil. à soupe de menthe fraîche
- un peu de vanille naturelle

Préparation :

Épluchez une banane, coupez-la en morceau et placez-la, ainsi que les framboises lavées, quelques heures au congélateur. Lorsque les fruits sont congelés, vous pouvez démarrer. Dans un mixeur puissant, réduisez en crème les fruits avec le (substitut de) sucre et 50 ml de lait. Ajoutez les feuilles de menthe, la vanille et, en fonction de la consistance, encore un peu de lait, puis mixer bien le tout encore une fois. Astuce : si vous consommez la glace immédiatement, elle aura une consistance agréablement crémeuse. S'il en reste, vous pouvez la remettre au congélateur. La glace deviendra cependant trop dure pour piocher dedans à la cuillère. L'astuce consiste à remplir, avant de congeler, chaque cavité d'une plaque à glaçons de glace et d'y enfoncer un bâtonnet – tu obtiens ainsi des bâtons de glace fait maison.

Œuf brouillé "Mix and Match"

Vous avez besoin de :

- 2 œufs
- 1 tranche de jambon / 30 g de dés de lard
- 1 tranche de gouda / 30 g de mozzarella
- 50 g de tomates / poivrons / champignons / courgettes
- 1/2 petit oignon
- 2 cuil. à soupe de crème liquide
- 1 cuil. à café de beurre
- 1 cuil. à soupe de ciboulette / 1 cuil. à soupe de basilic
- sel et poivre

Préparation :

Choisissez les légumes de votre choix et coupez-les en petits dés. Battez d'abord les œufs avec la crème, jusqu'à ce que le jaune et le blanc soit complètement homogènes, puis assaisonnez de sel et de poivre. Ajoutez ensuite le jambon en morceaux ou les dés de lard, ainsi que le gouda ou la mozzarella. Chauffez une poêle et dorez brièvement les oignons à feu vif dans un peu de beurre. Ajoutez les dés de légumes et laisser cuire un petit moment avant de réduire la chaleur et de verser le mélange aux œufs dans la poêle. Dorez le tout en mélangeant, salez et poivrez si nécessaire, puis ajoutez la ciboulette ou le basilic pour terminer. Astuce : pour cette recette également, n'hésitez pas à varier les ingrédients pour apporter de la diversité et découvrir à coup sûr une variante qui vous plaît particulièrement.

Aubergines Piccolini

Vous avez besoin de :

- 1/2 aubergine
- 1 tomate moyenne
- 50 g de pois chiche en boîte
- 1 cuil. à soupe de crème liquide
- 75 g de gouda râpé
- origan
- basilic
- sel et poivre

Préparation :

Préchauffez le four à 180 °C à chaleur tournante. Lavez l'aubergine et coupez-la en tranches de l'épaisseur d'un doigt. Réduisez la tomate en purée, mélangez-la avec la crème, ajoutez les pois chiches, assaisonnez de sel, poivre, basilic et origan. Répartissez les tranches d'aubergine sur une plaque et tartinez-les de sauce tomate. Pour terminer, saupoudrez de gouda et enfournez ces Piccolini sains pendant 15 minutes. Ils sont prêts lorsque le fromage est fondu et qu'ils sont bien dorés. Astuce : vous pouvez également utiliser des tranches de courgette à la place de l'aubergine.

Salade simple de carottes et courgettes

Vous avez besoin de :

Pour la salade

- 1/2 courgette
- 2-3 carottes
- 1 cuil. à soupe graines de courge

Pour la vinaigrette

- 1 cuil. à soupe de vinaigre de cidre
- 1 cuil. à soupe d'huile de lin

- 50 g de yaourt nature
- 1/2 cuil. à café de moutarde
- 1 cuil. à soupe de persil frais
- 1-2 cuil. à soupe d'eau
- sel et poivre

Préparation :

Lavez les courgettes et épluchez les carottes. Râpez les deux en lanières. Préparez la vinaigrette en mélangeant l'eau, le vinaigre de cidre, l'huile de lin et le yaourt. Délayez la moutarde et ajoutez le persil, salez et poivrez. Pour terminer, garnir la salade de graines de courge.

Salade de jeunes pousses d'épinards aux champignons

Vous avez besoin de :

Pour la salade

- 150 g de jeunes pousses d'épinards
- 2-3 gros champignons
- 4 tomates séchées
- 2 cuil. à soupe de pignons

Pour la vinaigrette

- 2 cuil. à soupe de vinaigre balsamique

- 1 cuil. à soupe de miel
- 2 cuil. à soupe d'huile d'olive
- 1/2 cuil. à café de moutarde
- 1 cuil. à café d'herbes aromatiques séchées (mélange)
- sel et poivre

Préparation :

Lavez les jeunes pousses d'épinards, coupez les champignons en cadre et les tomates séchées en lanières. Chauffez une poêle sans matière grasse et grillez les pignons. Préparez la vinaigrette en mélangeant le vinaigre balsamique, le miel, l'huile et la moutarde, ajoutez les herbes sèches, salez et poivrez. Pour terminer, garnir la salade des pignons fraîchement grillés.

Chapitre 5 : Conseils et astuces

Dans ce chapitre, vous trouverez des conseils et des astuces, séparés en différentes catégories, qui vous aideront dans votre expérience du jeûne intermittent et vous faciliteront un peu les choses.

Si les débuts sont difficiles

L'Homme est attaché à ses habitudes. C'est pourquoi le premier pas, se séparer de ses anciennes habitudes pour en adopter de nouvelles, est souvent le plus difficile. Si vous tendez à remettre les choses à « demain », vous n'êtes de loin pas une exception. Cependant, le premier pas doit être tôt ou tard franchi – car se fixer des objectifs est certes un prérequis, mais ne mène nulle part si on ne démarre pas à un moment donné. Le premier pas vous paraîtra déjà un peu plus facile, si vous vous sentez bien préparé. Prenez suffisamment de temps avant de commencer pour réfléchir à ce que vous devrez changer dans votre quotidien, afin de respecter le rythme d'alimentation que vous vous êtes fixé. Surtout, restez positif. Si vous avez des préoccupations concrètes, telles que « Je me connais, de toute manière je ne tiendrai pas. », il peut être utile de réfléchir au préalable aux situations, dans lesquelles tu tends à abandonner ou « avoir des faiblesses. » Pensez ensuite à la manière dont vous pouvez éviter ou surmonter ces situation. Ainsi, vous savez à quoi vous attendre et démarrez en ayant davantage « confiance » en vous. Par ailleurs, essayez d'envisager consciemment le changement de manière positive. Gardez toujours vos objectifs à l'esprit et pensez à votre satisfaction quand vous les aurez atteints.

Si la faim se fait ressentir

Avec le temps, votre corps va s'habituer au nouveau rythme. Si au début la faim vous pose problème durant les périodes de jeûne, vous pouvez faire la chose suivante pour tenir bon et éviter les fringales:

- Demandez-vous si vous avez réellement faim ou si c'est simplement l'habitude qui vous donne le sentiment de devoir manger quelque chose.
- Buvez suffisamment ! Souvent, la faim est confondue avec la soif. Par ailleurs, boire donne l'impression d'avoir l'estomac plein. Veillez toutefois à

éviter les boissons sucrées dans le cadre du jeûne intermittent. Privilégiez l'eau ou le thé. Généralement, il est recommandé de boire au moins 2 litres par jour. Même pendant les périodes où vous ne jeûnez pas, il est important de faire attention au choix des boissons. Les jus de fruits consommés avec modération sont sains, mais contiennent néanmoins beaucoup de calories et de sucre. Les boissons light, en revanche, sont certes pauvres en calories et en sucre, mais contiennent des substituts de sucres qui favorisent les fringales.

- Mâchez du chewing-gum ! Le sentiment d'avoir quelque chose dans la bouche et de mâcher peut déjà suffire à atténuer la faim. Choisissez une variante sans sucre et gardez sur vous un paquet durant les périodes de jeûne.
- Lavez-vous les dents ! Lors de grosses fringales, se laver les dents avec de la pâte dentifrice forte en goût peut aider. Le goût intense dans la bouche, qui dure un certain temps, peut immédiatement réduire l'envie de manger.
- Changez-vous les idées ! Essayez de distraire vos pensées avec une activité stimulante qui n'est pas liée à la

nourriture. Allez prendre l'air, regardez un bon film ou discutez un moment avec des amis. Souvent, il suffit de détourner son attention quelques instants pour que la fringale disparaisse.

- BPC ! Derrière cette abréviation se cache ce qu'on appelle « bulletproof coffee » - une découverte de l'Américain Dave Asprey, réputée pour être une arme redoutable contre la faim et très facile à réaliser chez soi. Pour cela, mélangez du café, un peu de beurre et une cuillère à café d'huile MCT. L'huile MCT est produite à partir d'huile de coco et se compose uniquement d'acides gras à chaîne moyenne qui augmentent le métabolisme et qui sont reconnus pour leur action positive sur la santé et pour favoriser la perte de poids. Ce « cocktail maison » au café – qui est étonnamment bon – est considéré comme un remède miraculeux contre la faim et peut être facilement combinée au jeûne intermittent, car il procure un regain d'énergie sans que le corps sorte du « mode jeûne ».

- Acupressure ! Le point d'acupressure contre la faim se trouve entre le nez et la lèvre supérieure. Place ton index à cet endroit et appuie à plusieurs reprises pendant 15 secondes. Le point est relié au centre de l'appétit situé dans le cerveau. Cette stimulation lui signale que vous n'avez pas faim.

- Réchauffez-vous ! La chaleur procure un sentiment de détente et de bien-être. Un bain chaud ou une tasse de thé chaud peuvent atténuer la faim.

- Réjouissez-vous d'avance ! Lorsque vos pensées tournent sans cesse autour du prochain repas que vous devez, d'un point de vue émotionnel attendre encore bien trop longtemps, essayez de remplacer la pensée négative « encore 2 heures » en vous réjouissant plutôt de ce que vous allez savourer. Lorsque l'heure du repas arrive, veillez toutefois à ne pas tout avaler en 10 minutes, de plus en lisant le journal. Soyez attentif à vos repas, mangez consciemment chaque bouchée et savourez-la.

Si, malgré tout, la faim ne diminue pas, il vaut mieux écouter votre corps et manger quelque chose. Les changements demandent du temps et c'est tout à fait acceptable d'avancer petit à petit. Optez pour une collation saine, riche en protéines et en fibres, prenez votre temps pour manger et essayez de ne pas voir cette « rupture de jeûne » comme une défaite. Parfois, un petit pas en arrière vous permet de faire un grand pas en avant.

Si la motivation faiblit

Il est tout-à-fait normal que la motivation ne soit pas toujours au top. Dans ce qui suit, vous trouverez quelques méthodes qui vous aideront à redonner un nouveau souffle à votre motivation.

- Soyez créatif ! Vous pouvez par exemple fabriquer un collage avec des photos, des images et des citations courtes, qui vous rappelleront pourquoi vous avez entrepris un jeûne intermittent. Pratique en déplacement : créez un dossier dans votre smartphone pour y sauvegarder ces images. Ainsi, vous les avez toujours sur vous pour y jeter un œil et vous souvenir de vos objectifs.
- Notez vos progrès ! Procurez-vous un petit carnet de notes dans lequel vous reportez vos progrès – et SEULEMENT les progrès. La négativité et le doute n'ont rien à faire dans ce carnet. Essayez également de constater les petits progrès et leur valeur. Chaque fois que vous avez le sentiment que « de toute manière rien ne change » ou que tout avance trop lentement, vous

pouvez ouvrir votre carnet et lire tout le chemin déjà parcouru. Vous évitez ainsi d'omettre les nombreuses petites victoires qui contribuent ensemble à une grande réussite.

- Visualisez ! La visualisation est une méthode très efficace pour se placer dans un esprit positif et retrouver de la motivation. Notez par écrit tous les avantages que le jeûne intermittent vous apporte – aussi bien à court-terme qu'à long-terme. Faites-vous une image mentale qui reflète ces avantages, également à court et à long-terme. C'est-à-dire, représentez-vous une image contenant l'ensemble de tous les avantages – également ceux qui n'arriveront que dans quelques temps. Vous pourriez par exemple vous représenter une image de vous-même à votre poids de forme. Gardez toujours cette image en mémoire et essayez de percevoir le bien-être que vous ressentirez quand vous aurez atteint cet objectif. Si vous éprouvez de la difficulté à vous projeter dans cette image en raison de doutes permanent ou de pensées négatives récurrentes, essayez de rester calme et de ne pas vous décourager. Prenez le pouvoir sur vos pensées en les acceptant et les laissant passer, avant de revenir à votre image. Si ces pensées démotivantes sont tenaces et ne se laissent pas déloger facilement, vous pouvez de recourir à la méthode de l'« arrêt des pensées. »

- Se récompenser judicieusement ! Des petites récompenses peuvent vous aider à garder la motivation. Il est toutefois important de choisir judicieusement vos récompenses. Ne vous récompensez pas avec des choses qui compromettent votre objectif. Une énorme part de gâteau au chocolat n'est sans doute pas une récompense judicieuse pour fêter un kilo perdu. Offrez-vous plutôt un nouveau chemisier, une séance de cinéma ou un produit cosmétique particulier. Vous pouvez vous décider spontanément pour une récompense, ou alors déjà planifier avant de débuter l'expérience du jeûne intermittent, pour quoi et comment vous souhaitez vous récompenser. Cette seconde option a l'avantage de vous permettre de vous réjouir des récompenses dès le départ et ainsi de commencer l'expérience avec d'autant plus d'enthousiasme.

Épilogue

J'espère que ce livre vous aura permis de mieux connaître la thématique du jeûne intermittent. Peut-être avez-vous décidé de tester par vous-même - je vous souhaite beaucoup de plaisir à cuisiner les recettes et que votre expérience du jeûne à intervalles soit couronnée de succès !

Mentions légales

Text: Copyright © 2018 by Libros Trading Ltd

Mentions légales et publication:

Libros Trading Ltd

Business Center

Dubai World Center

P.O. Box 390667

Photographie:

© MicroOne/ www.shutterstock.com

© Elena Shashkina/ www.shutterstock.com

© Anna Om/ www.shutterstock.com

© Ildi Papp/ www.shutterstock.com

© Amallia Eka/ www.shutterstock.com

Avis important :

Les informations contenues dans ce livre sont communiquées dans un but informatif uniquement et ne doivent en aucun cas être considérées comme des conseils professionnels ou des substituts de traitements fournis par des médecins formés et agréés. Ces informations ne sont pas non plus des recommandations de processus diagnostic ou thérapeutique. Le contenu n'est en aucun cas un encouragement à l'automédication ni ne doit servir de base à l'autodiagnostic ni à l'automédication. Les informations contenues dans le présent ouvrage reflètent uniquement les opinions de l'auteur. L'auteur ne fournit aucune garantie, formelle ou implicite, sur la véracité des propos ni pour la manière dont ceux-ci sont énoncés.

Si le contenu de cet ouvrage présente une infraction à la loi applicable de quelque manière que ce soit, merci d'en faire part à l'auteur. Le contenu en question sera immédiatement retiré ou modifié.

Responsabilité pour les liens

Le présent ouvrage contient des liens vers des sites internet tiers sur le contenu desquels nous n'avons pas d'influence. Nous ne pouvons donc pas être tenus pour responsables pour ces contenus externes. Les fournisseurs ou propriétaires des pages liées sont responsables de leurs contenus respectifs. La présence de violations de la loi dans les pages mises en lien a été contrôlée lors de la création des liens. Leur contenu n'a pas été identifié comme étant illégal au moment de l'ajout du lien. Un contrôle permanent du contenu des pages liées n'est pas concrètement possible. Nous nous engageons cependant à retirer ces liens s'il vient à notre connaissance que les contenus liés présentent des infractions à la loi applicable.